Copyright © 2018 by Indigo Journals
All rights reserved.

WHO SAID IT: patient #0
DATE: 2019
WHERE: Rochester MN

> "Your Rx requires a PA. I'll submit it and we'll work on it PT" "OK, so I can pick it up tomorrow ;)"

WHO SAID IT:
DATE:
WHERE:

WHO SAID IT: _____
DATE: _____
WHERE: _____
_____

WHO SAID IT: _____
DATE: _____
WHERE: _____
_____

" _____
_____
_____
_____
_____
_____ "

"_____

_____

_____

_____

_____

_____"

WHO SAID IT: _____
DATE: _____
WHERE: _____
_____

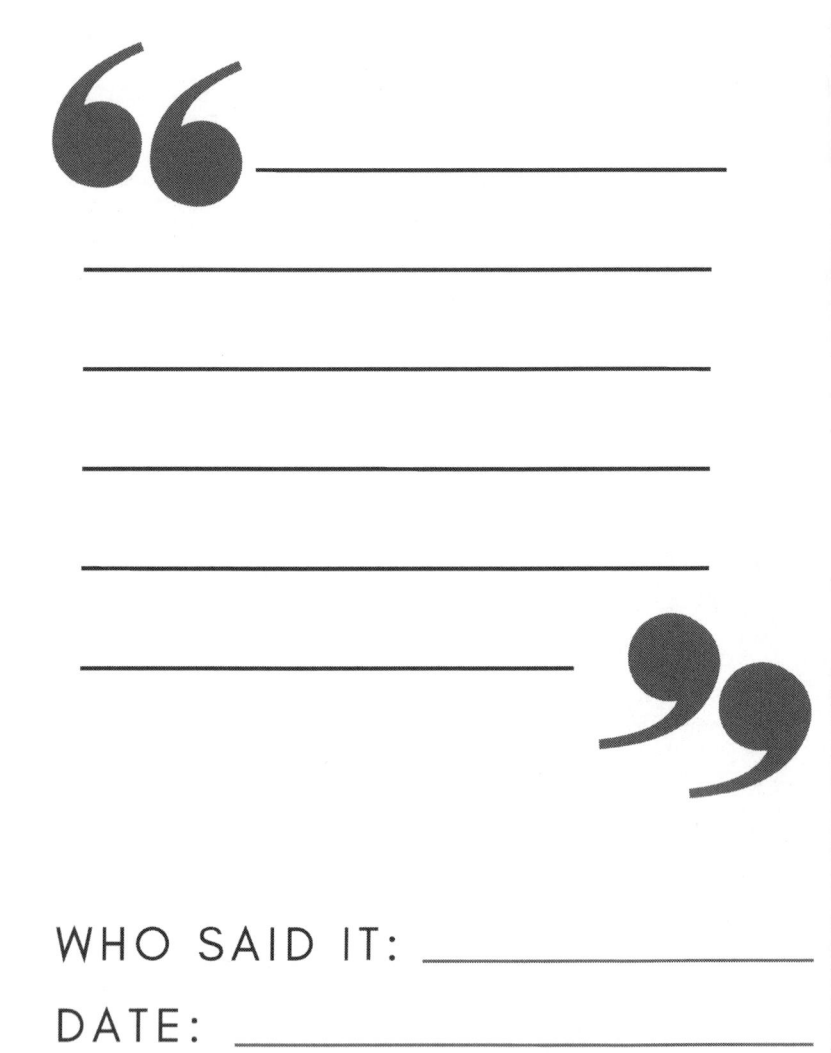

WHO SAID IT: _____
DATE: _____
WHERE: _____
_____

" _____

_____

_____

_____

_____

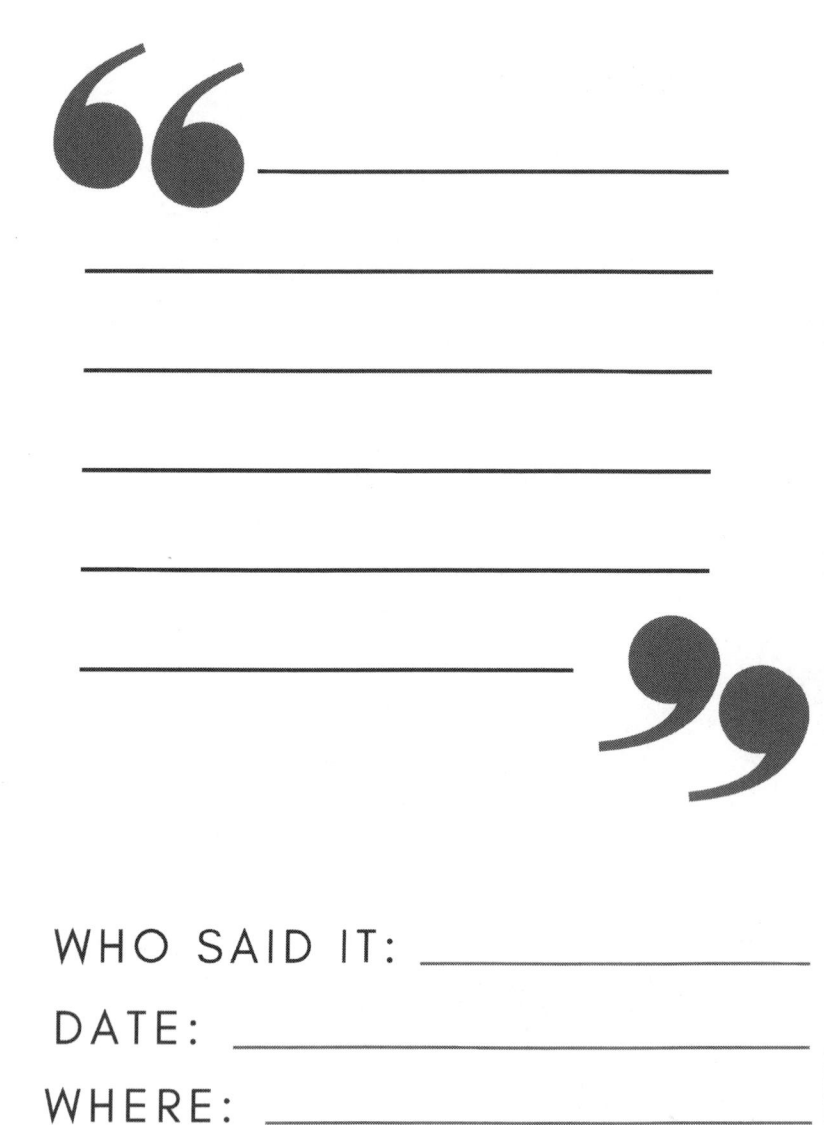

_____ "

WHO SAID IT: _____
DATE: _____
WHERE: _____

WHO SAID IT: _____
DATE: _____
WHERE: _____
_____

WHO SAID IT: _____
DATE: _____
WHERE: _____
_____

WHO SAID IT: _____
DATE: _____
WHERE: _____
_____

66 _____
_____
_____
_____
_____
_____ 99

WHO SAID IT: _____
DATE: _____
WHERE: _____
_____

"_____

_____

_____

_____

_____

_____"

WHO SAID IT: _____
DATE: _____
WHERE: _____
_____

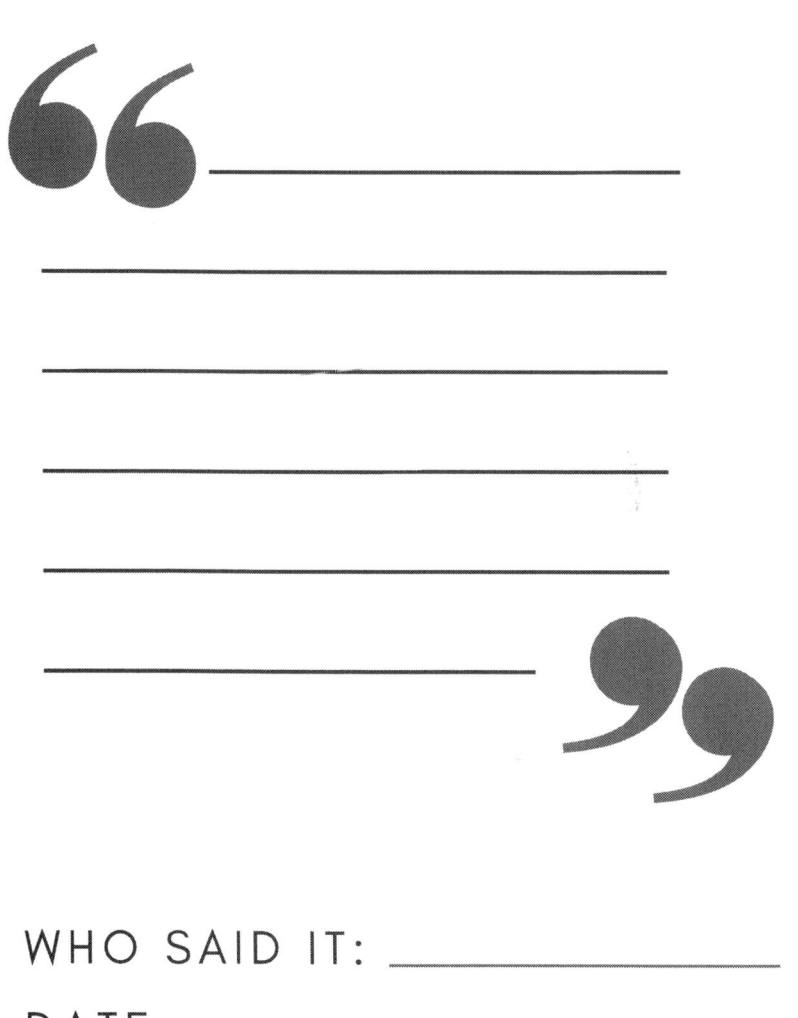

WHO SAID IT: _____
DATE: _____
WHERE: _____
_____

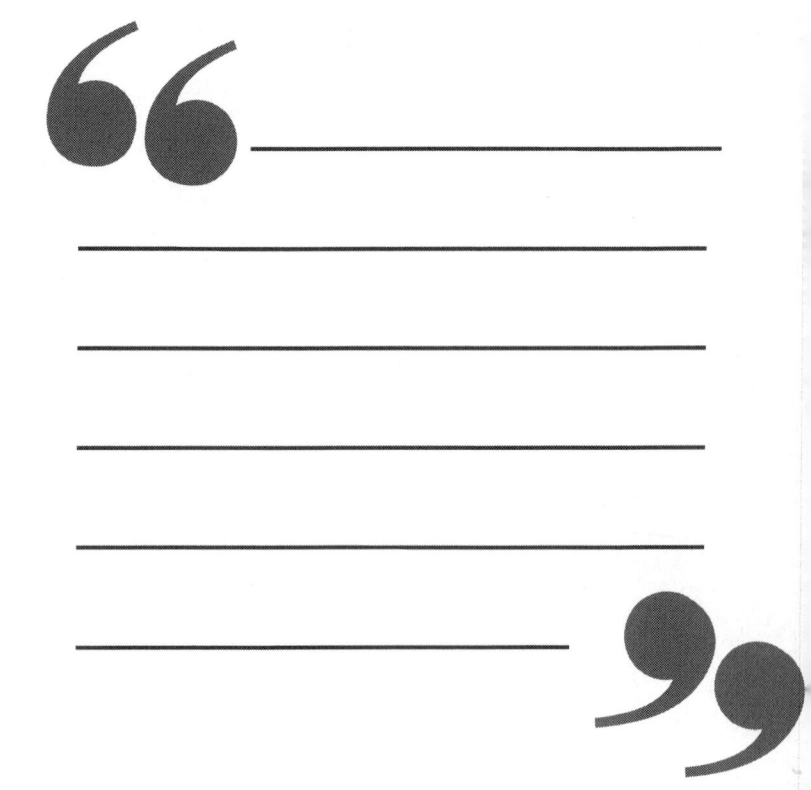

" _____

_____

_____

_____

_____

_____ "

WHO SAID IT: _____
DATE: _____
WHERE: _____
_____

"_____
_____
_____
_____
_____"

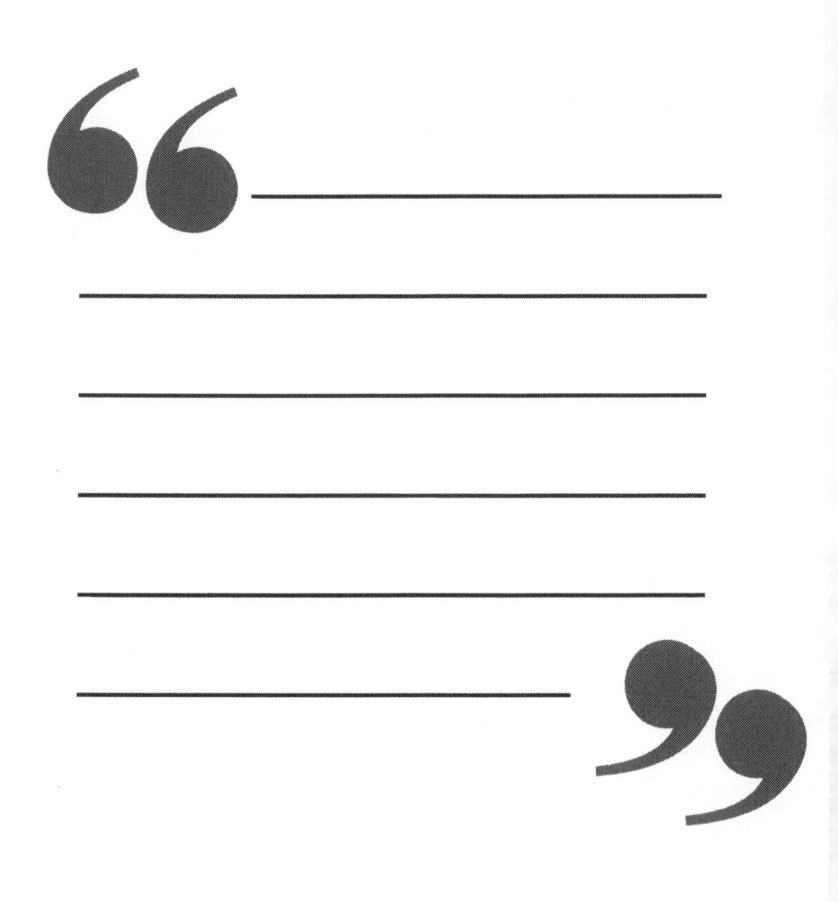

WHO SAID IT: _____
DATE: _____
WHERE: _____
_____

WHO SAID IT: _____
DATE: _____
WHERE: _____
_____

❝ _____
_____
_____
_____
_____
_____ ❞

WHO SAID IT: _____
DATE: _____
WHERE: _____
_____

WHO SAID IT: _____
DATE: _____
WHERE: _____
_____

WHO SAID IT: _____
DATE: _____
WHERE: _____
_____

WHO SAID IT: _____

DATE: _____

WHERE: _____

_____

" _____

_____

_____

_____

_____

_____ "

"_____
_____
_____
_____
_____"

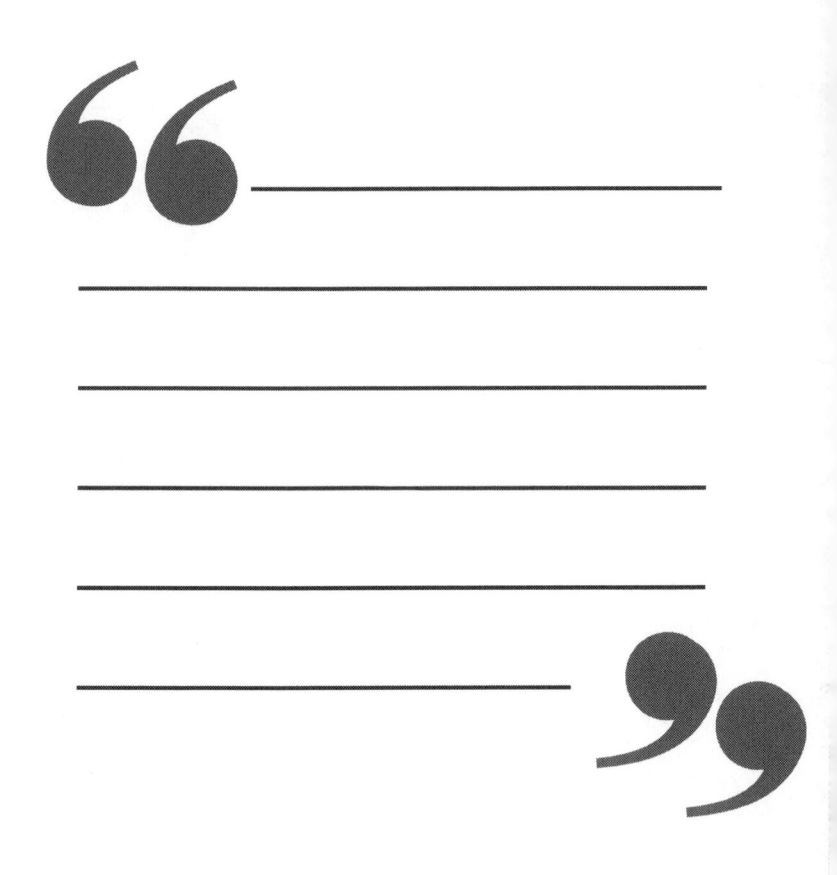

WHO SAID IT: _____
DATE: _____
WHERE: _____
_____

enjoy every moment.

WHO SAID IT: _____
DATE: _____
WHERE: _____
_____

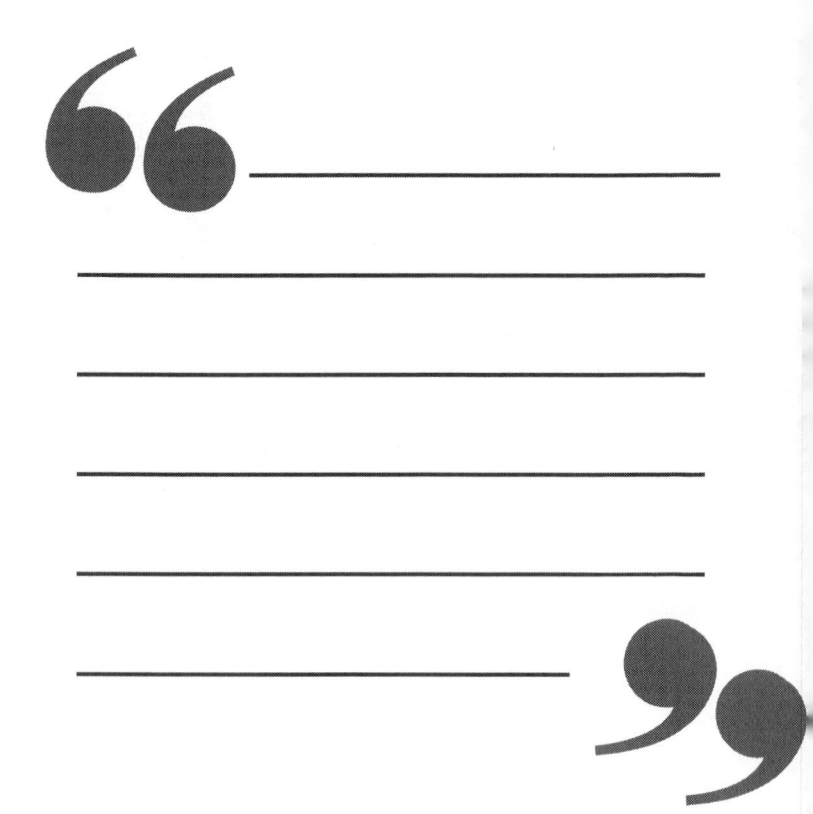

" _____
_____
_____
_____
_____
_____ "

WHO SAID IT: _____
DATE: _____
WHERE: _____
_____

" _____
_____
_____
_____
_____ "

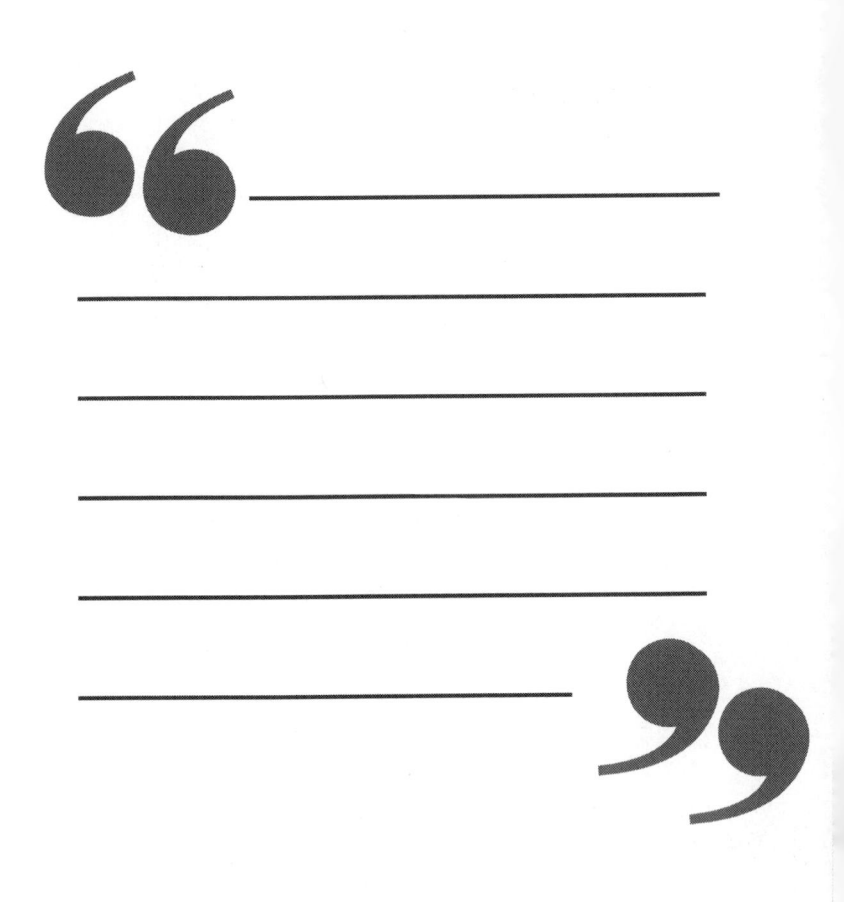

WHO SAID IT: _____
DATE: _____
WHERE: _____

WHO SAID IT: _____
DATE: _____
WHERE: _____
_____

WHO SAID IT: _____
DATE: _____
WHERE: _____
_____

WHO SAID IT: _____
DATE: _____
WHERE: _____
_____

" _____
_____
_____
_____
_____
_____ "

WHO SAID IT: _____
DATE: _____
WHERE: _____
_____

" _____

_____

_____

_____

_____

_____ "

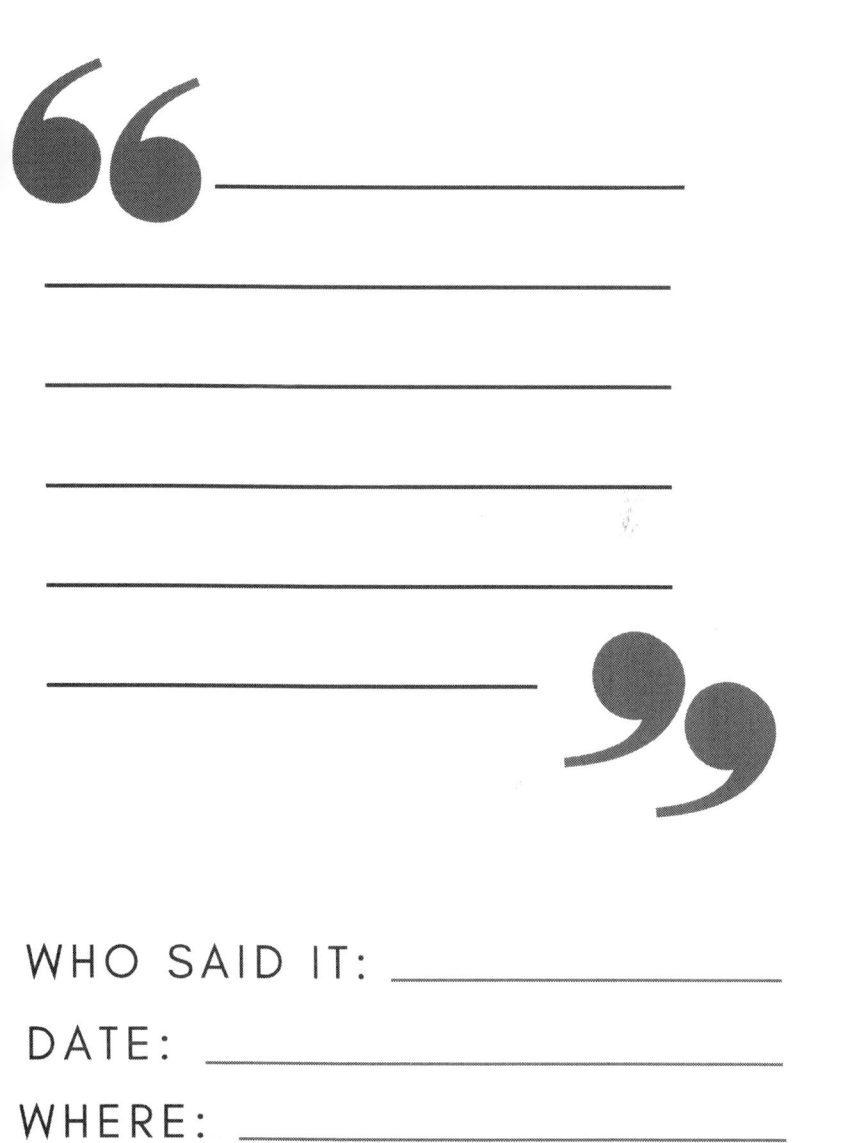

WHO SAID IT: _____
DATE: _____
WHERE: _____
_____

WHO SAID IT: _____
DATE: _____
WHERE: _____
_____

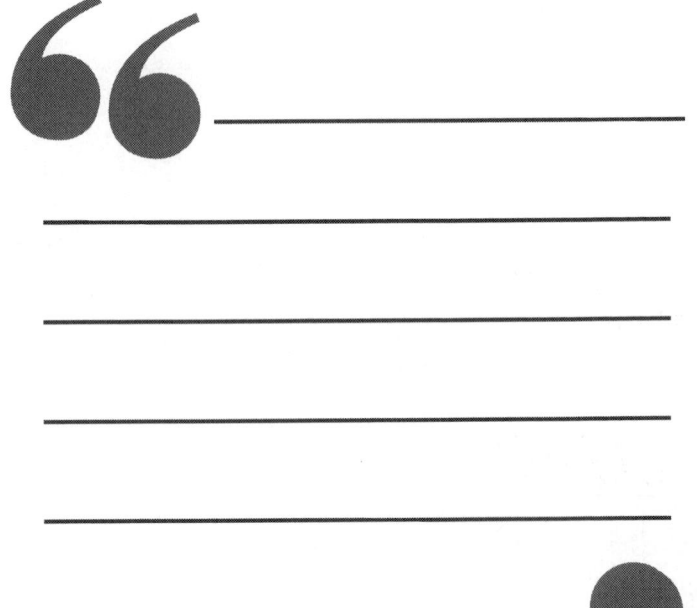

" _____

_____

_____

_____

_____ "

WHO SAID IT: _____
DATE: _____
WHERE: _____
_____

"_____
_____
_____
_____
_____
_____"

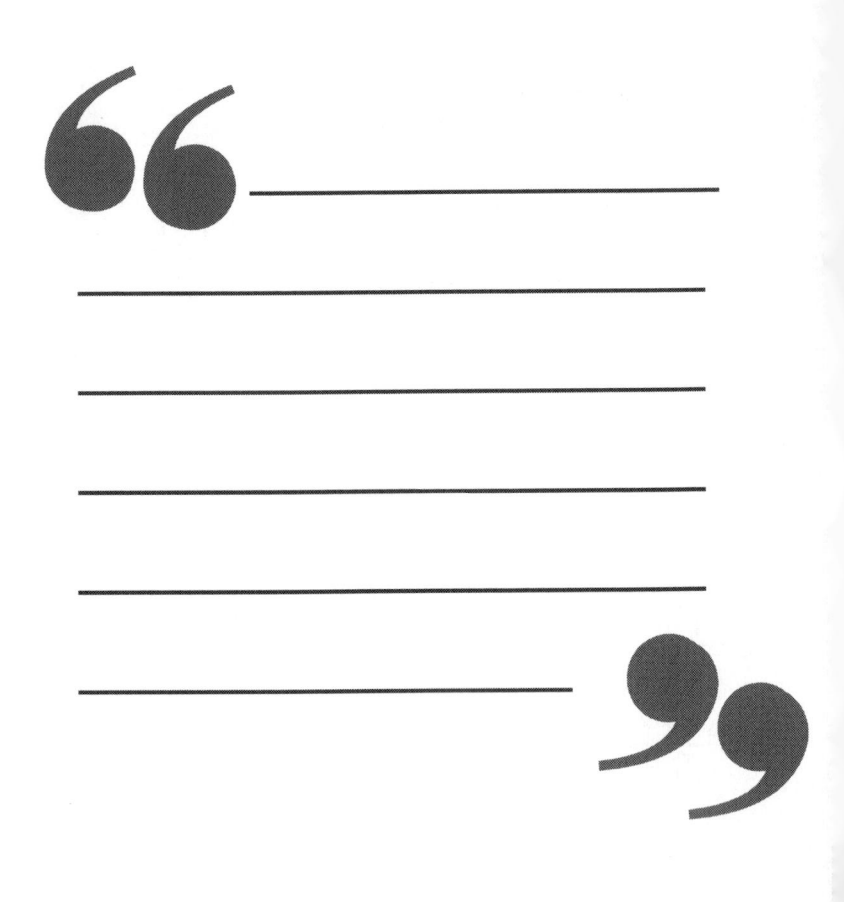

WHO SAID IT: _____
DATE: _____
WHERE: _____
_____

WHO SAID IT: _____
DATE: _____
WHERE: _____
_____

" _____

_____

_____

_____

_____

_____ "

WHO SAID IT: _____
DATE: _____
WHERE: _____
_____

WHO SAID IT: _____
DATE: _____
WHERE: _____
_____

WHO SAID IT: _____
DATE: _____
WHERE: _____
_____

WHO SAID IT: _____

DATE: _____

WHERE: _____

_____

66 _____

_____

_____

_____

_____ 99

"_____
_____
_____
_____
_____
_____"

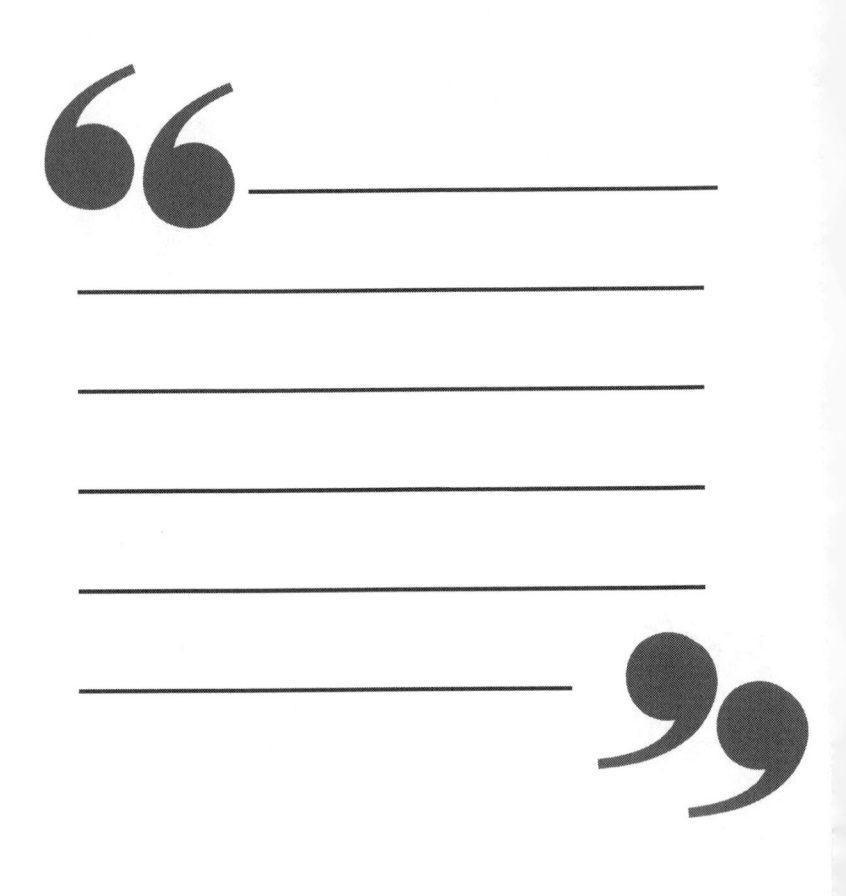

WHO SAID IT: _____
DATE: _____
WHERE: _____
_____

WHO SAID IT: _____
DATE: _____
WHERE: _____
_____

"_____
_____
_____
_____
_____
_____"

WHO SAID IT: _____
DATE: _____
WHERE: _____
_____

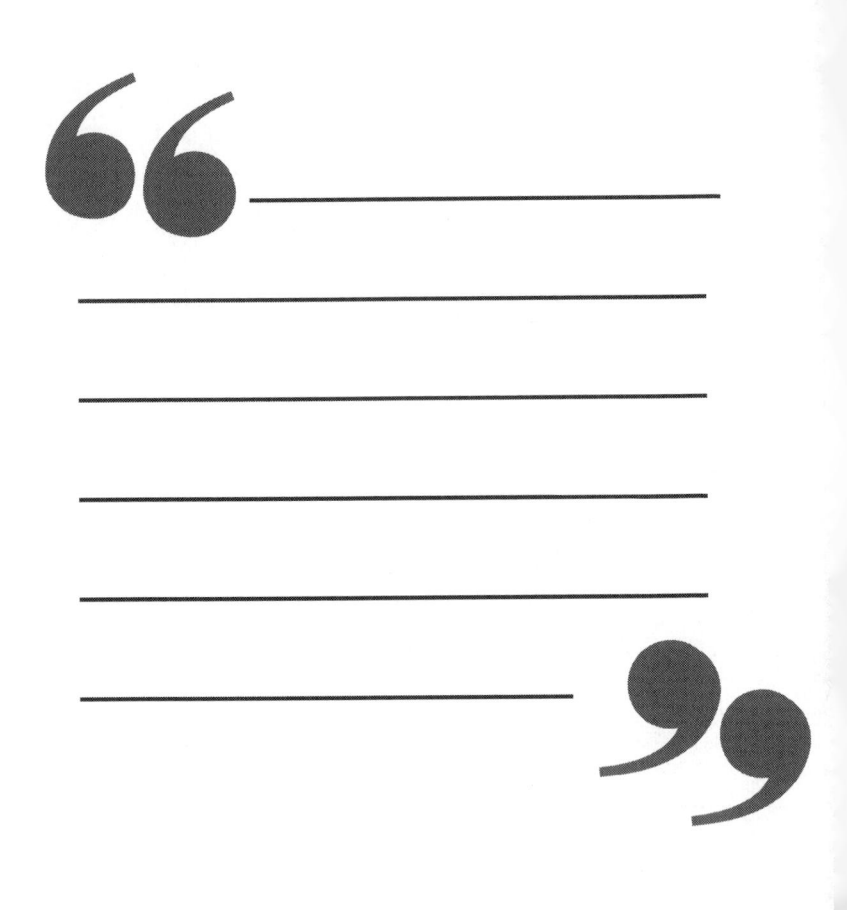

Carpe diem!

WHO SAID IT: _____
DATE: _____
WHERE: _____

" _____
_____
_____
_____
_____ "

WHO SAID IT: _____
DATE: _____
WHERE: _____
_____

WHO SAID IT: _____
DATE: _____
WHERE: _____
_____

WHO SAID IT: _____

DATE: _____

WHERE: _____

_____

❝ _____

_____

_____

_____

_____

_____ ❞

WHO SAID IT: _____
DATE: _____
WHERE: _____
_____

" _____

_____

_____

_____

_____

_____ "

WHO SAID IT: _____
DATE: _____
WHERE: _____
_____

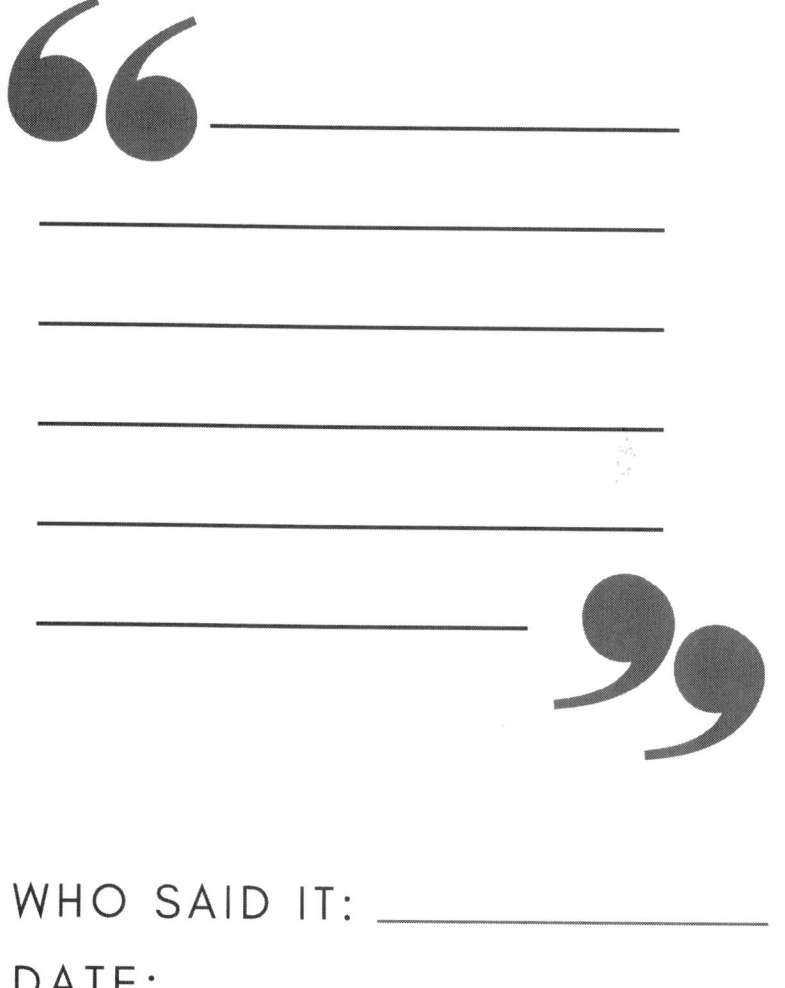

WHO SAID IT: _____
DATE: _____
WHERE: _____
_____

" _____
_____
_____
_____
_____
_____ "

WHO SAID IT: _____
DATE: _____
WHERE: _____
_____

"_____

_____

_____

_____

_____"

WHO SAID IT: _____
DATE: _____
WHERE: _____

WHO SAID IT: _____
DATE: _____
WHERE: _____
_____

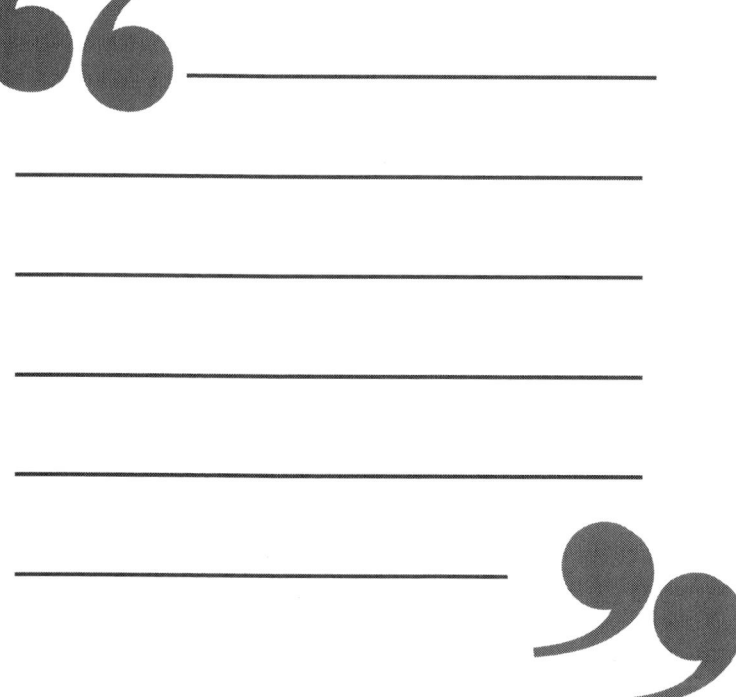

" _____
_____
_____
_____
_____
_____ "

WHO SAID IT: _____
DATE: _____
WHERE: _____
_____

WHO SAID IT: _____
DATE: _____
WHERE: _____
_____

WHO SAID IT: _____
DATE: _____
WHERE: _____
_____

WHO SAID IT: _____
DATE: _____
WHERE: _____
_____

" _____
_____
_____
_____
_____
_____ "

"_____
_____
_____
_____
_____

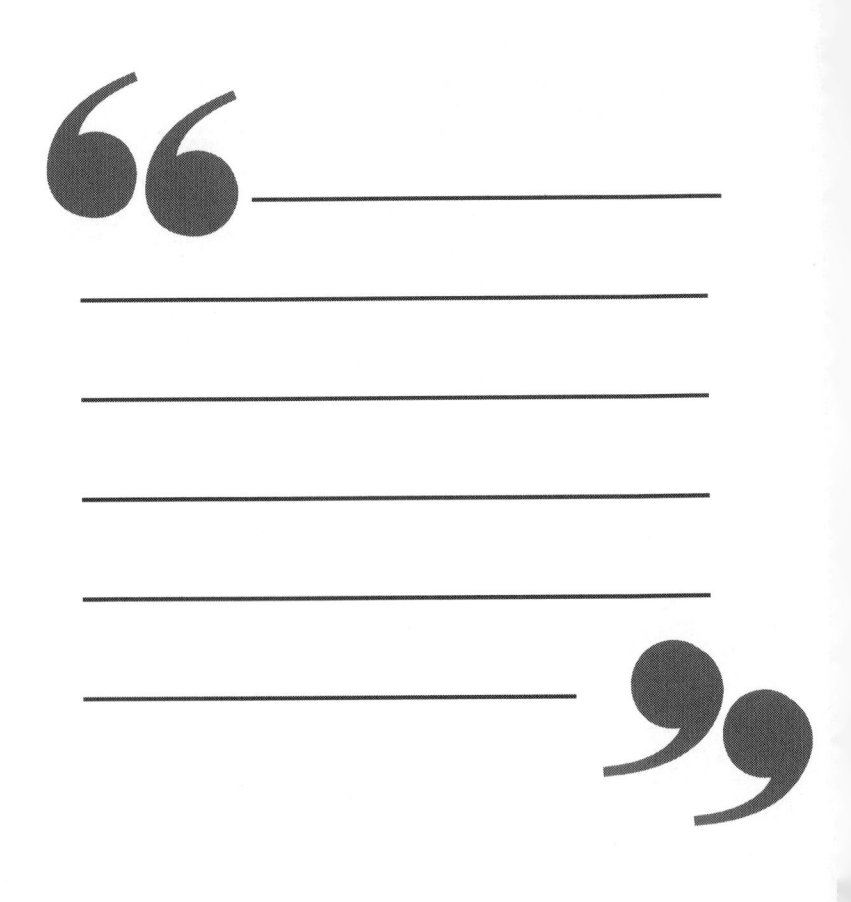

WHO SAID IT: _____
DATE: _____
WHERE: _____

WHO SAID IT: _____
DATE: _____
WHERE: _____
_____

"   _____

_____

_____

_____

_____   "

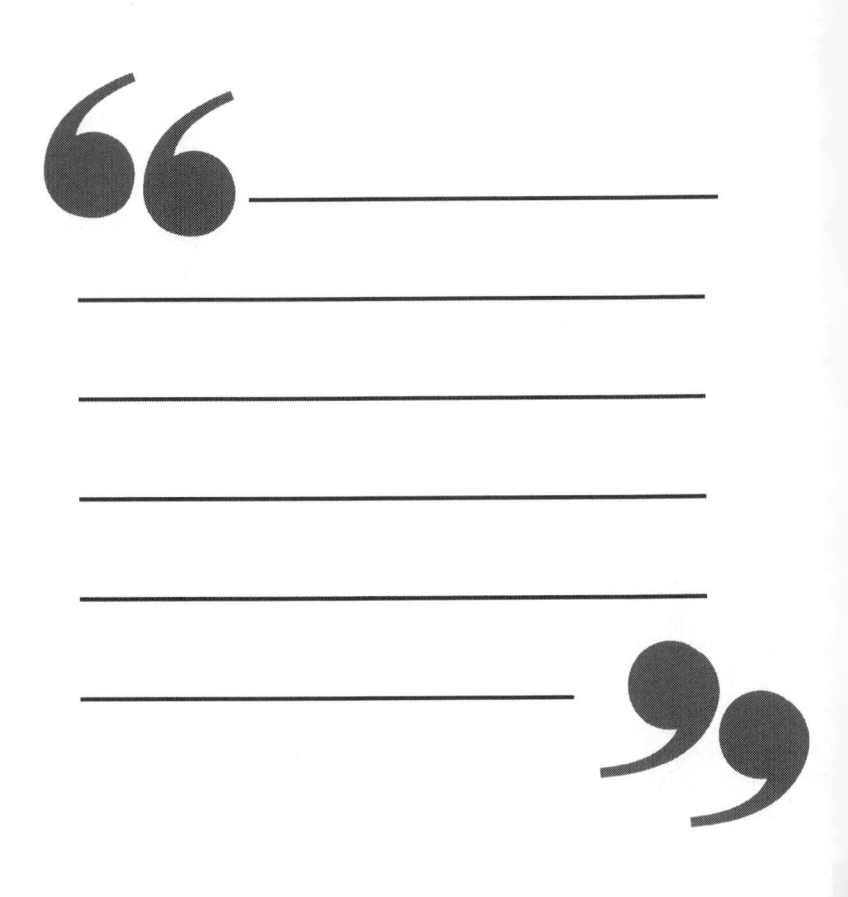

WHO SAID IT: _____
DATE: _____
WHERE: _____
_____

WHO SAID IT: _____
DATE: _____
WHERE: _____
_____

WHO SAID IT: _____
DATE: _____
WHERE: _____

precious moments

WHO SAID IT: _____
DATE: _____
WHERE: _____
_____

" _____
_____
_____
_____
_____
_____ "

WHO SAID IT: _____
DATE: _____
WHERE: _____
_____

" _____
_____
_____
_____
_____
_____ "

WHO SAID IT: _____
DATE: _____
WHERE: _____
_____

"_____
_____
_____
_____
_____
_____"

WHO SAID IT: _____
DATE: _____
WHERE: _____
_____

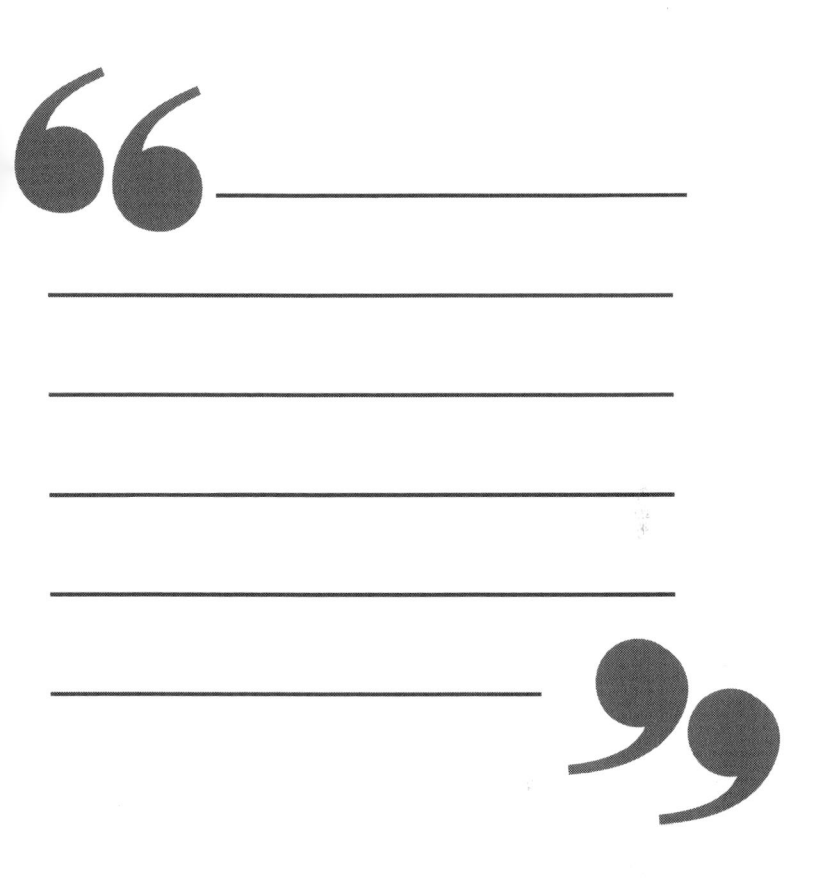

WHO SAID IT: _____
DATE: _____
WHERE: _____

_____

❝ _____
_____
_____
_____
_____
_____ ❞

WHO SAID IT: _____
DATE: _____
WHERE: _____
_____

"
_____
_____
_____
_____
_____   "

WHO SAID IT: _____
DATE: _____
WHERE: _____
_____

WHO SAID IT: _____
DATE: _____
WHERE: _____
_____

" _____
_____
_____
_____
_____
_____   "

WHO SAID IT: _____
DATE: _____
WHERE: _____
_____

WHO SAID IT: _____
DATE: _____
WHERE: _____
_____

WHO SAID IT: _____
DATE: _____
WHERE: _____
_____

WHO SAID IT: _____
DATE: _____
WHERE: _____
_____

" _____
_____
_____
_____
_____
_____ "

" _____
_____
_____
_____
_____
_____ "

WHO SAID IT: _____
DATE: _____
WHERE: _____

WHO SAID IT: _____
DATE: _____
WHERE: _____
_____

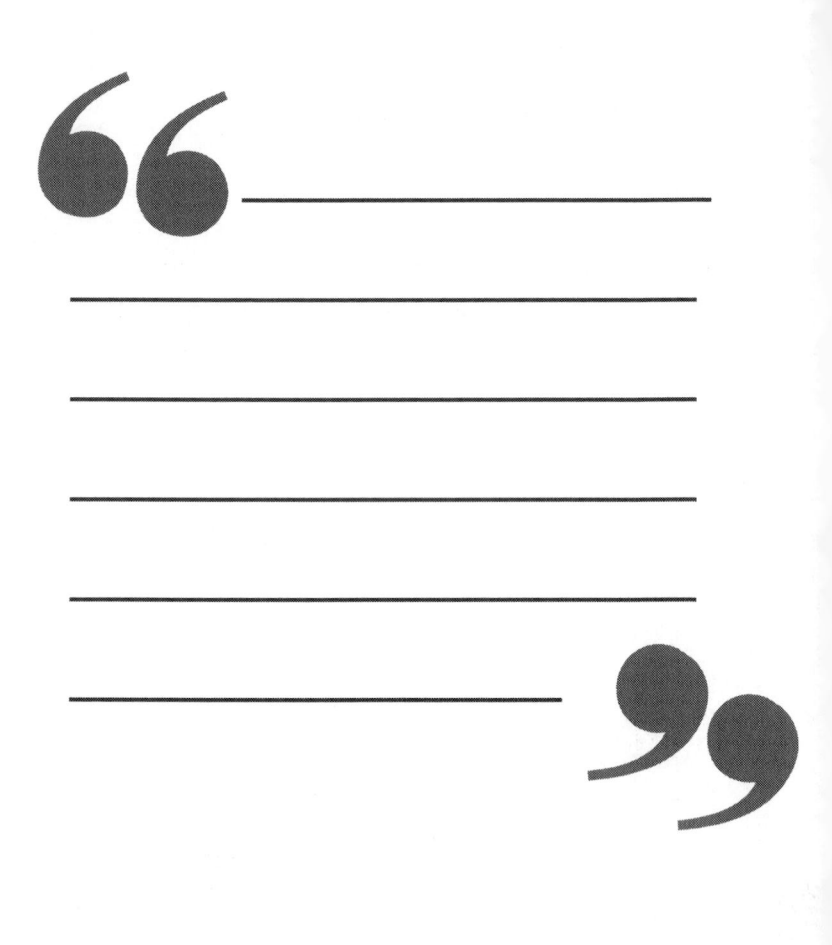

WHO SAID IT: _____

DATE: _____

WHERE: _____

WHO SAID IT: _____
DATE: _____
WHERE: _____
_____

WHO SAID IT: _____
DATE: _____
WHERE: _____
_____

WHO SAID IT: _____
DATE: _____
WHERE: _____
_____

" _____
_____
_____
_____
_____
_____ "

WHO SAID IT: _____
DATE: _____
WHERE: _____
_____

WHO SAID IT: _____
DATE: _____
WHERE: _____
_____

" _____
_____
_____
_____
_____
_____ "

live
laugh
love

"_____

_____

_____

_____

_____

_____"

WHO SAID IT: _____
DATE: _____
WHERE: _____
_____

WHO SAID IT: _____
DATE: _____
WHERE: _____

_____

" _____

_____

_____

_____

_____

_____ "

WHO SAID IT: _____
DATE: _____
WHERE: _____
_____

" _____

_____

_____

_____

_____ "

WHO SAID IT: _____
DATE: _____
WHERE: _____

WHO SAID IT: _____
DATE: _____
WHERE: _____
_____

" _____
_____
_____
_____
_____
_____ "

WHO SAID IT: _____
DATE: _____
WHERE: _____
_____

WHO SAID IT: _____
DATE: _____
WHERE: _____
_____

WHO SAID IT: _____
DATE: _____
WHERE: _____
_____

WHO SAID IT: _____
DATE: _____
WHERE: _____
_____

WHO SAID IT: _____
DATE: _____
WHERE: _____
_____

" _____
_____
_____
_____
_____
_____ "

WHO SAID IT: _____
DATE: _____
WHERE: _____
_____

" _____
_____
_____
_____
_____
_____ "

"_____
_____
_____
_____
_____
_____"

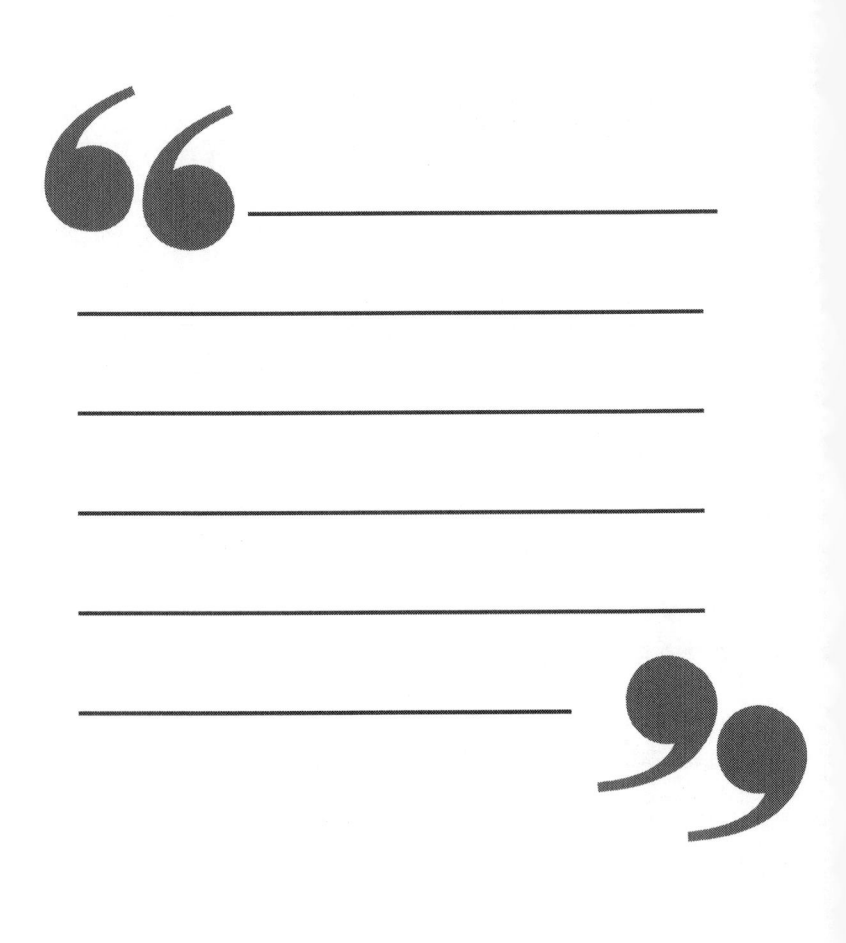

WHO SAID IT: _____
DATE: _____
WHERE: _____
_____

WHO SAID IT: _____
DATE: _____
WHERE: _____
_____

"_____
_____
_____
_____
_____
_____"

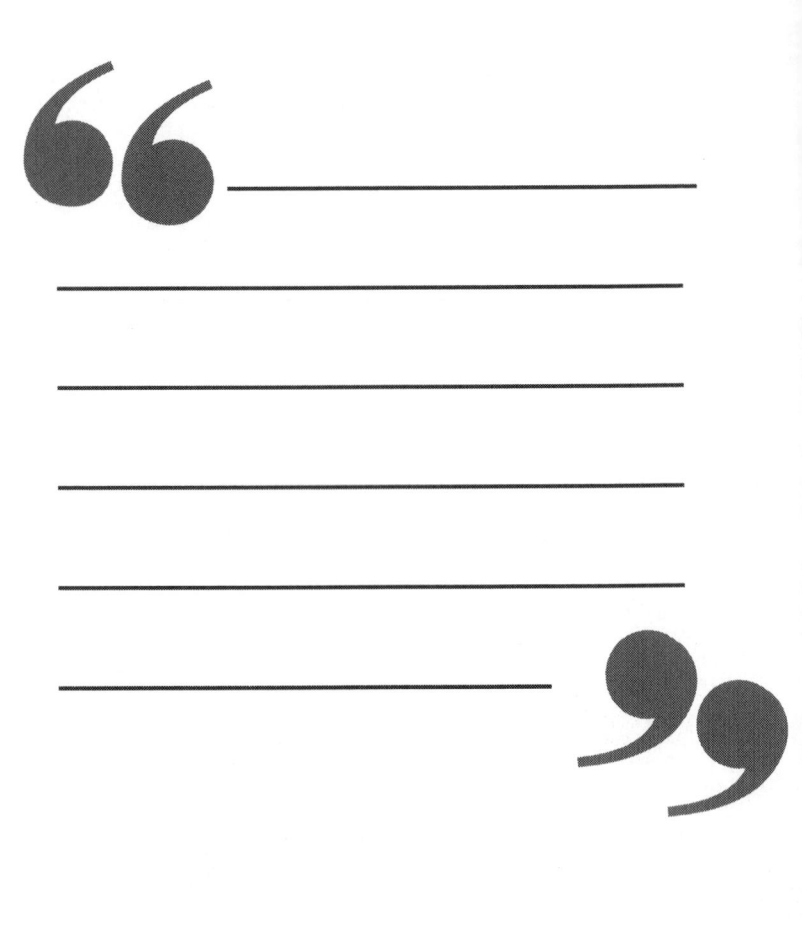

WHO SAID IT: _____
DATE: _____
WHERE: _____
_____

WHO SAID IT: _____
DATE: _____
WHERE: _____
_____

WHO SAID IT: _____
DATE: _____
WHERE: _____
_____

WHO SAID IT: _____
DATE: _____
WHERE: _____
_____

66 _____
_____
_____
_____
_____
_____ 99

WHO SAID IT: _____
DATE: _____
WHERE: _____
_____

WHO SAID IT: _____
DATE: _____
WHERE: _____
_____

" _____
_____
_____
_____
_____
_____ "

life is good

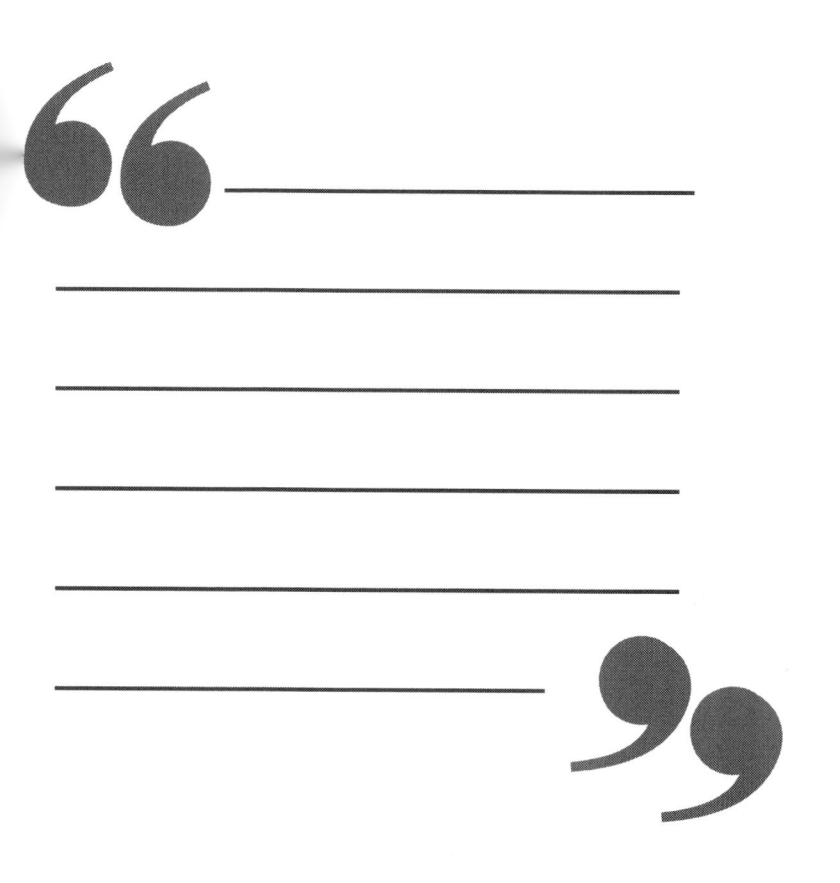

WHO SAID IT: _____
DATE: _____
WHERE: _____

WHO SAID IT: _____
DATE: _____
WHERE: _____
_____

" _____
_____
_____
_____
_____
_____ "

WHO SAID IT: _____
DATE: _____
WHERE: _____
_____

66 _____
_____
_____
_____
_____ 99

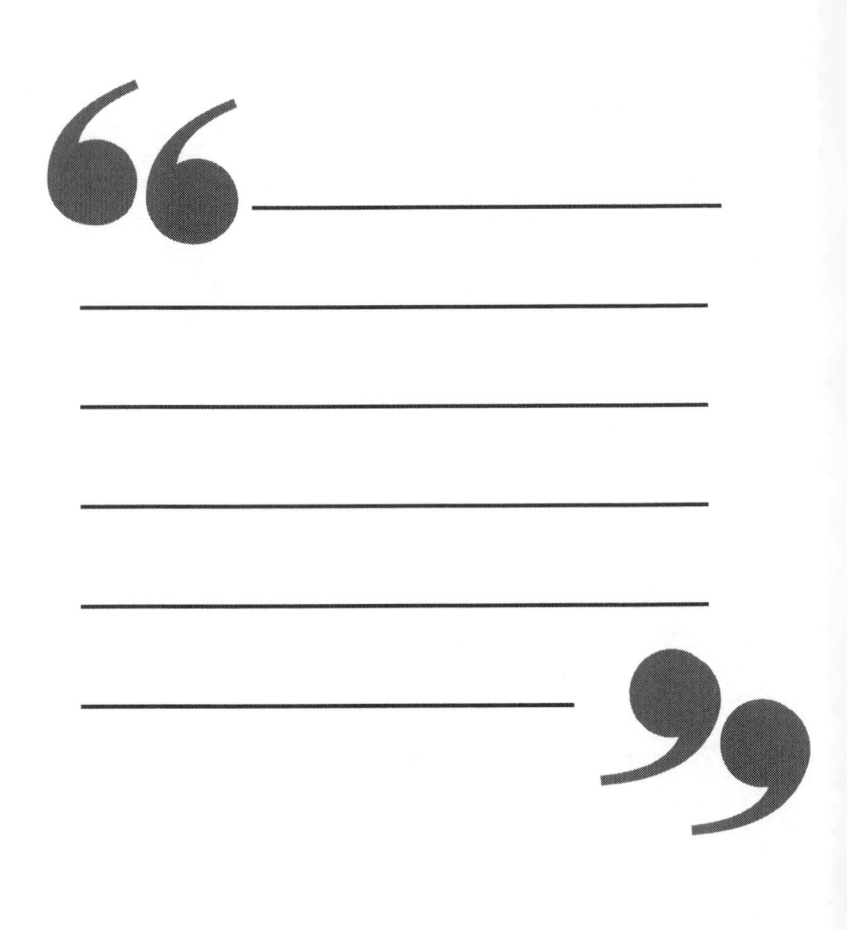

WHO SAID IT: _____
DATE: _____
WHERE: _____
_____

WHO SAID IT: _____
DATE: _____
WHERE: _____
_____

" _____
_____
_____
_____
_____
_____   "

WHO SAID IT: _____
DATE: _____
WHERE: _____
_____

WHO SAID IT: _____
DATE: _____
WHERE: _____
_____

WHO SAID IT: _____
DATE: _____
WHERE: _____
_____

WHO SAID IT: _____
DATE: _____
WHERE: _____
_____

" _____
_____
_____
_____
_____
_____   "

"_____
_____
_____
_____
_____"

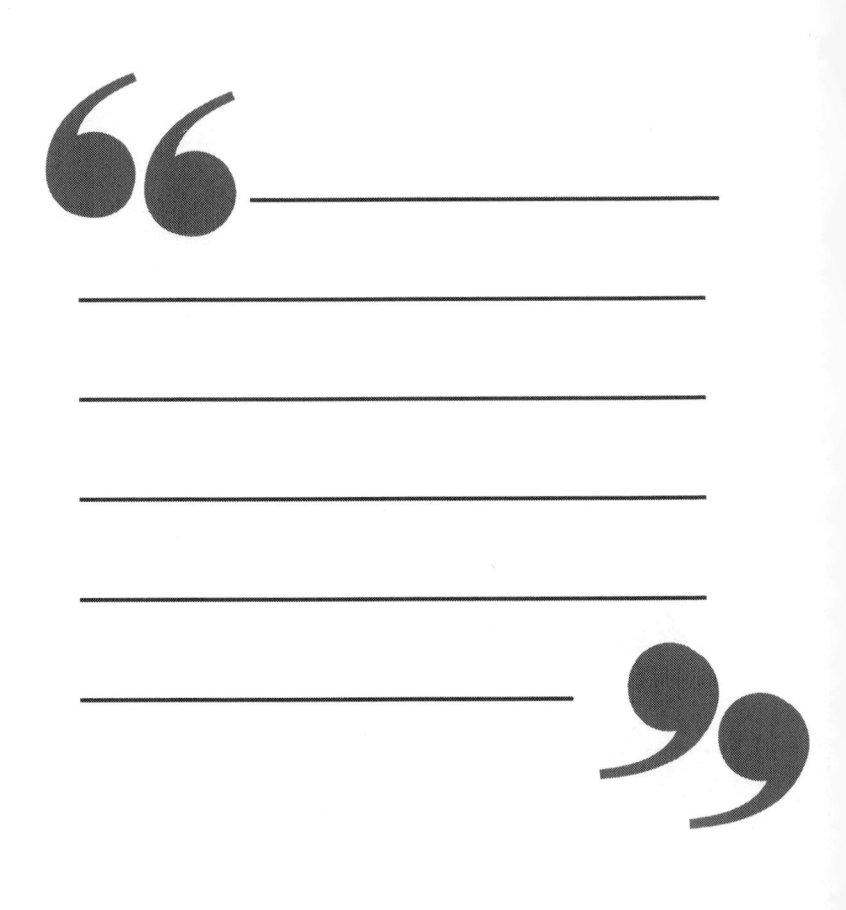

WHO SAID IT: _____
DATE: _____
WHERE: _____

WHO SAID IT: _____
DATE: _____
WHERE: _____
_____

"_____
_____
_____
_____
_____"

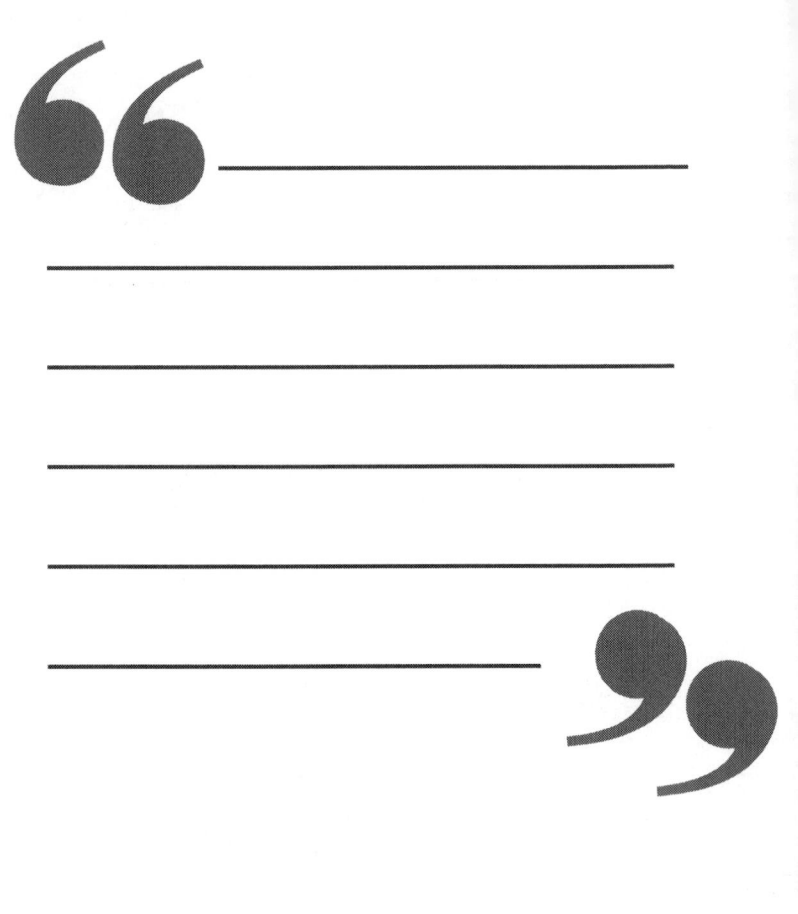

WHO SAID IT: _____
DATE: _____
WHERE: _____

WHO SAID IT: _____
DATE: _____
WHERE: _____
_____

WHO SAID IT: _____
DATE: _____
WHERE: _____
_____

WHO SAID IT: _____
DATE: _____
WHERE: _____
_____

" _____
_____
_____
_____
_____
_____ "

WHO SAID IT: _____
DATE: _____
WHERE: _____
_____

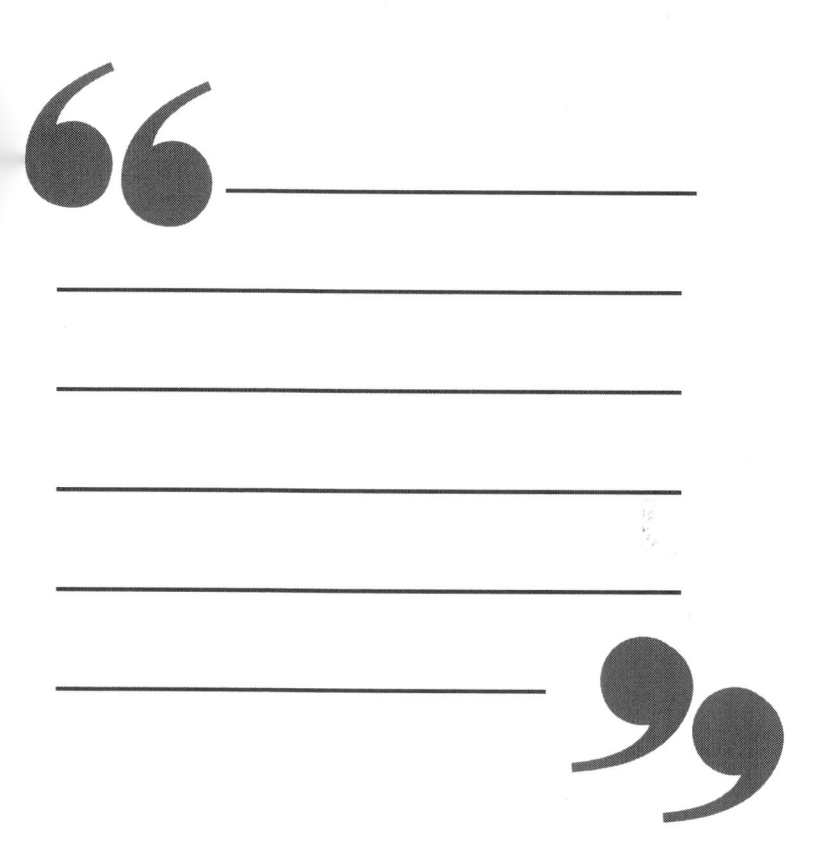

WHO SAID IT:

DATE:

WHERE:

WHO SAID IT: _____
DATE: _____
WHERE: _____
_____

" _____
_____
_____
_____
_____
_____ "

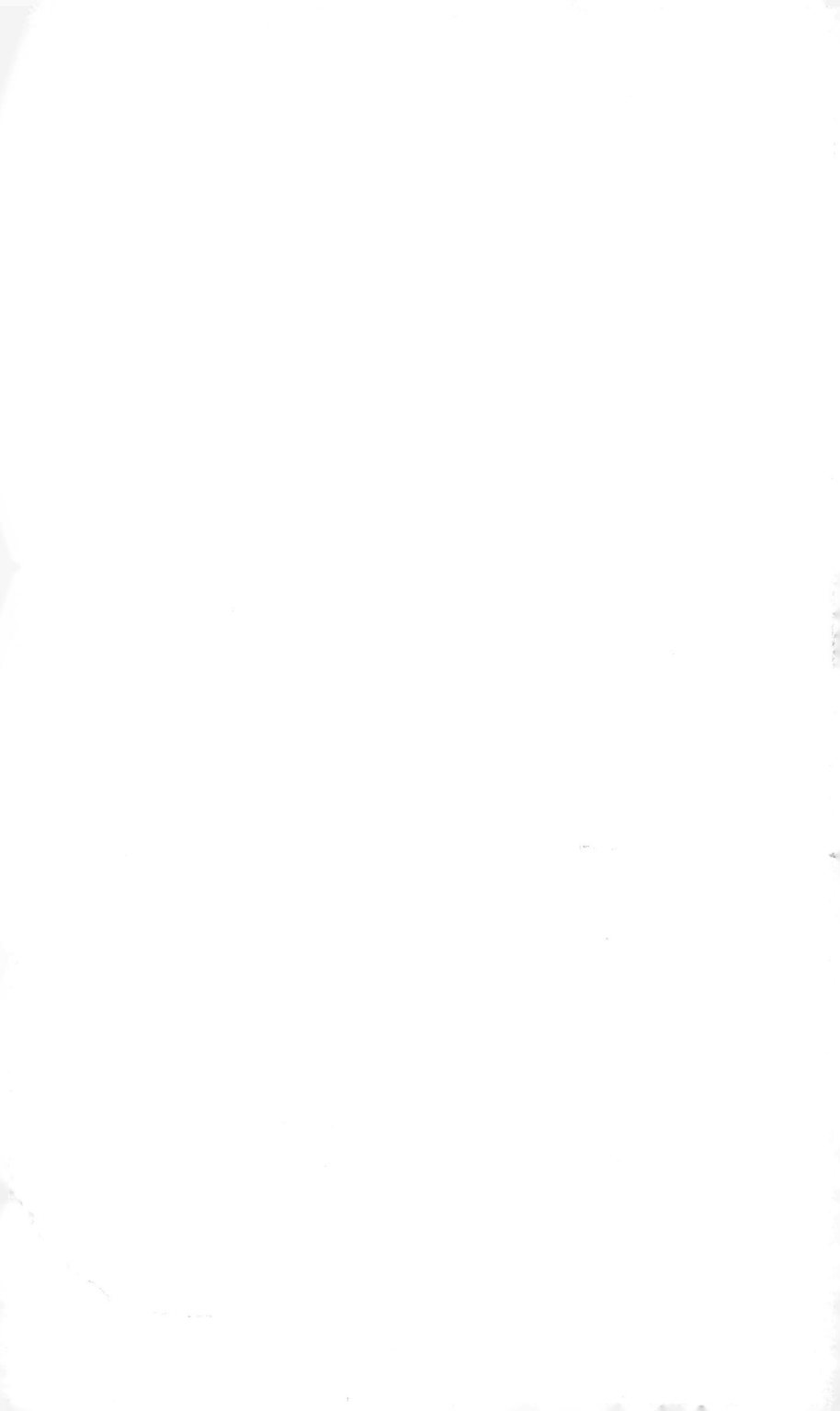

Made in the USA
Coppell, TX
11 October 2020